VERTIGES

SIÉGE & CAUSES

PAR

Le Dr C. AMANIEU

SOMMAIRE : Définitions. — Distinction du vertige épileptique et du vertige proprement dit. — Expériences sur l'encéphale. — Théorie du mouvement de recul dans les lésions du cervelet. — Cause directe du vertige. — Considérations sur l'asymétrie des vaisseaux du cou et sur les anastomoses transversales du système sanguin. — Vertige unilatéral et bilatéral. — Causes indirectes ou générales du vertige. — Conclusions.

PARIS
ADRIEN DELAHAYE, LIBRAIRE-ÉDITEUR
PLACE DE L'ÉCOLE-DE-MÉDECINE

1871

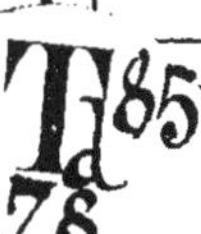

VERTIGES

SIÉGE ET CAUSES

VERTIGES

SIÉGE & CAUSES

PAR

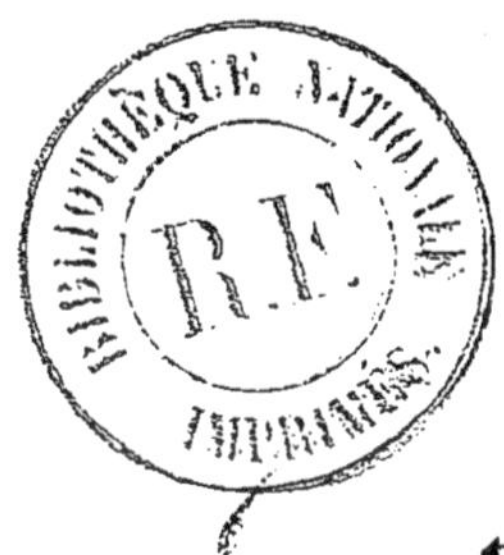

Le Dr C. AMANIEU

SOMMAIRE : Définitions. — Distinction du vertige épileptique et du vertige proprement dit. — Expériences sur l'encéphale. — Théorie du mouvement de recul dans les lésions du cervelet. — Cause directe du vertige. — Considérations sur l'asymétrie des vaisseaux du cou et sur les anastomoses transversales du système sanguin. — Vertige unilatéral et bilatéral. — Causes indirectes ou générales du vertige. — Conclusions.

PARIS
ADRIEN DELAHAYE, LIBRAIRE-ÉDITEUR
PLACE DE L'ÉCOLE-DE-MÉDECINE

1871

Paris. — Typ. A. PARENT, rue Monsieur-le-Prince, 31.

VERTIGES

SIÉGE ET CAUSES.

AVANT-PROPOS.

Il résultera de ce travail même que le vertige n'est pas à proprement parler une maladie, autrement dit qu'il n'y a pas de vertige essentiel, que le vertige n'est qu'un symptôme.

Ce symptôme se présente dans une foule d'affections diverses comme élément prédominant. Pour remonter à ces affections même, il n'est pas indifférent de connaître et le siége qu'il affecte et la cause qui lui donne directement naissance. C'est à cette double étude que je vais m'attacher.

Dans une première partie, je rapprocherai les phénomènes que l'on attribue au vertige de ceux qui sont dûs aux expériences physiologiques sur l'encéphale, ce qui déjà me permettra d'établir par analogie le siége de phénomènes identiques.

Dans la seconde partie, je rechercherai quelle est la cause qui produit dirćctement le vertige, et, après l'avoir signalée, je passerai en revue les causes générales qui, en troublant la circulation, provoquent la production du phénomène.

Puis je formulerai les conclusions relatives au siége et à la cause du vertige, ainsi que la définition que je me croirai dès-lors autorisé à en donner.

PREMIÈRE PARTIE

SIÉGE.

DÉFINITIONS.

Galien, dans son *Traité des lieux affectés*, dit que les personnes sujettes aux vertiges sont prises d'obscurcissement de la vue, au point de tomber parfois, surtout lorsqu'elles tournent en rond. Elles y sont encore plus sujettes lorsqu'elles tournent au soleil ou qu'elles ont la tête échauffée par quelque autre chose.

On peut, d'après Franck, définir le vertige, un tournoiement illusoire, pénible et subit qui semble entraîner la personne même et les objets extérieurs, qu'ils soient en repos ou animés de leur mouvement ordinaire, et où le corps chancelle et est prêt à tomber.

Vertige. Sensation particulière qui fait croire aux individus qui l'éprouvent que les objets tournent autour d'eux ou qu'ils sont eux-mêmes entraînés dans un mouvement de rotation (Diction. en 30 vol.).—Etat dans lequel il semble que tous les objets tournent et que l'on tourne soi-même (Nysten).

Le vertige, suivant Monneret, se compose de trois [illegible]principaux: tournoiements de tête, étourdissements, sentiment d'ivresse. Ce symptôme, dit-il, entièrement cérébral, consiste dans un trouble de la perception qui fait croire aux malades que les corps environnants vacillent, tournent, se déplacent autour de lui et qu'il va tomber.

Le vertige comprend un ensemble assez varié de phénomènes : sensation de tournement, de légèreté, et d'étonnement de la tête ; les objets extérieurs semblent tourner, danser, monter ou descendre ; défaut d'équilibre du corps, crainte d'une chute imminente, douleurs de tête, tintouin, bourdonnement d'oreilles, obscurcissement de la vue, bluettes lumineuses (Racle).

Dans ses leçons à l'Hôtel-Dieu, M. Trousseau s'exprimait ainsi : aux uns il semble qu'ils tournent de droite à gauche, aux autres en sens inverse. La giration peut encore s'effectuer de la tête aux pieds ou réciproquement. Le professeur citait le cas d'un malade qui croyait être sans cesse soulevé de terre. Il sait bien que cela n'est pas, disait-il, mais il ne peut échapper à la sensation d'être constamment porté vers le plafond, et cette sensation est telle qu'il porte la main sur sa tête et se baisse comme pour se retenir et rester attaché au sol. Il y a des individus qui aussitôt qu'ils se mettent en marche vont invariablement à droite ou à gauche. Chez d'autres c'est une véritable giration, comme celle du mouton dans le tournis. Il en est encore qui éprouvent la propulsion en avant ou en arrière.

On désigne sous le nom de vertige, dit M. Sandras, un trouble, un embarras momentané des fonctions cérébrales avec conservation de la conscience individuelle et en même temps avec désordre plus ou moins grand dans les idées, les sensations, la puissance et la coordination des mouvements.

Dans le vertige *épileptique*, l'individu perd tout à coup connaissance en jetant quelquefois un léger cri. S'il est debout il tombe, à moins qu'il n'ait le temps de s'accrocher à quelque corps solide ; s'il est assis il peut rester dans la position qu'il occupait, le corps immobile (Grisolle). Dans certains cas rares d'ailleurs, ajoute le même auteur, les malades comme poussés par une force irrésistible, vont en avant, en arrière, ou pirouettent sur eux-mêmes, tombent sans connaissance et se relèvent bien portants ou seulement étourdis. Il est aussi un autre phénomène épileptique appartenant au vertige, décrit sous le nom d'*absence*. C'est celui qui se produit lorsque le malade perd de vue ce qui se passe autour de lui ; quoique ses sens semblent éveillés, ils sont momentanément fermés aux impressions, « c'est une véritable extase. »

Pour M. Axenfeld, le type du vertige est l'état que M. Calmeil a décrit sous le nom d'*absence* « et le nom de vertige épileptique devrait être même exclusivement réservé à l'absence dans un langage rigoureux, » nul prodôme, dit-il, c'est au moment où le malade s'y attend le moins que son intelligence se trouve tout à coup annihilée et cela quelquefois pendant un instant si court, que revenu à lui, il n'a pas conscience de cette subite éclipse du moi. Je pense, à l'encontre de M. Axenfeld, que c'est plutôt à ce vertige épileptique que devrait être réservé le nom d'*absence*. « Le vertige est épileptique, disent MM. Bouchut et Després, lorsque le malade étourdi, perdant connaissance et cessant de parler pendant quelques secondes, ne se rappelle pas ce qui s'est passé dans cette *absence* (Dict.). »

Ainsi donc le vertige est une absence, cela est clair d'après la définition que je cite. Est-ce une extase? Non sans doute, car dans l'extase les impressions cessent d'être perçues par suite de l'exaltation des idées qui absorbent l'attention. C'est tout simplement une absence, pourquoi lui chercher un autre nom. Quant aux autres phénomènes qui tiennent du vertige et que j'ai signalés, d'après Grisolle, on doit leur conserver la qualification de vertiges *épileptiques*; en effet, ils diffèrent du vertige ordinaire en ce que dans ce dernier le malade ne perd jamais la conscience de son état : distinction importante au point de vue du diagnostic.

De toutes ces définitions que j'aurais pu multiplier, nous retiendrons ceci, que l'on a décrit sous le nom de vertiges, une série de phénomènes qui sont les suivants : giration de fait, sensation de tournoiement de soi-même ou des objets extérieurs, mouvement ou sensation de mouvement en avant, en arrière ou de côté, impossibilité de se tenir debout, titubation, sentiment d'ivresse, de légèreté, étourdissements, obnubilations, éblouissements, bluettes lumineuses, tintements et bourdonnements d'oreilles, vomissements.

Parmi ces phénomènes, les uns par eux-mêmes constituent le vertige. Ce sont ceux qui ont trait à un mouvement ou une sensation de mouvement : les autres accompagnent les premiers et peuvent n'être pas, sans que pour cela le vertige cesse d'exister.

Je ferai observer qu'à la rigueur le mot vertige devrait s'appliquer uniquement au mouvement et à la sensation de mouvement et même à la sensation seule, c'est ainsi qu'il paraît avoir été entendu primitivement; mais les observations ultérieures publiées sur ce sujet, l'usage enfin, nous permettent de comprendre sous cette dénomination, tout mouvement ou toute sensation de mouvement ci-dessus indiqué.

EXPOSÉ PHYSIOLOGIQUE

Il existe dans l'encéphale, telles parties dont la lésion expérimentale provoque des mouvements divers, semblables à ceux du vertige ou corrélatifs des sensations vertigineuses; il nous importe donc de les connaître.

M. Magendie, après avoir fait une section latérale de la portion de la *moelle allongée* qui avoisine en dehors les pyramides antérieures, a vu se produire un mouvement circulaire du même côté que la lésion. Sur un lapin, M. Cl. Bernard ayant traversé la moëlle allongée obliquement à gauche depuis le trou occipital jusqu'à l'origine de la cinquième paire, l'animal présenta de la tendance à tomber à gauche et comme il voulait se retenir il offrait, dit l'habile expérimentateur, ce phénomène singulier d'une progression transversale de droite à gauche sans avancer ni reculer.

La blessure du *pont de varole* (protubérance annulaire), surtout lorsque faite très en dehors de la région mediane elle atteint l'un des pédoncules cérébélleux moyens qui sont la continuation de ses fibres transversales, provoque un mouvement de roulement de l'animal autour de son axe longitudinal du même côté (Vulpian).

Quant on blesse l'un des *pédoncules cérébraux*, au

devant de la protubérance ou un peu au delà, Longet, Schiff, etc., ont vu les animaux exécuter un mouvement circulaire ou de manège du côté opposé à celui de la lésion. Avec la section entière de l'un des pédoncules au-devant de la protubérance, le mouvement circulaire a cessé et l'animal est tombé sur le côté opposé à la lésion. D'après Flourens la section des deux pédoncules détermine une suite de mouvements d'arrière en avant.

Deux fois Lafargue, en coupant l'une des *couches optiques*, a vu se produire un mouvement circulaire du côté de la lésion vers le côté opposé. Longet a été témoin du même phénomène : en blessant directement l'une des couches optiques, il a déterminé un mouvement circulaire du côté opposé à la lésion. Quand on enlève à un animal les couches optiques, il est assez affaibli pour ne pouvoir plus se tenir sur ses jambes.

Après l'ablation du *tubercule bijumeau* d'un côté, Flourens a vu des pigeons tourner sur eux-mêmes et principalement sur le côté du tubercule enlevé.

Suivant Rolando la lésion de l'un des *pédoncules cérébelleux inférieurs* détermine une attitude singulière dans laquelle le corps des animaux se courberait du côté de la blessure. Magendie a confirmé le fait.

La lésion d'un des *pédoncules cérébelleux moyens* fait que l'animal tourne sur lui-même autour de l'axe longitudinal du corps. Ce phénomène signalé d'abord par Pourfour du Petit a été étudié depuis par Flourens et Magendie. Le mouvement de rotation a lieu du même côté que la section suivant Magendie, du côté opposé suivant Longet, M. Schiff recherchant la cause de cette contradiction entre deux expérimentateurs également recommandables a trouvé que lorsque le pédoncule moyen avait été lésé en arrière, les animaux tournaient du même côté que la section et que lésé en avant ils tournaient du côté opposé; toutefois Schiff attribue ce dernier effet à la lésion de l'hémisphère cérébelleux correspondant plutôt qu'à celle de son pédoncule, tandis que M. Longet se fondant sur des données anatomiques prétend que ces différences d'action sont dues à ce que le pédoncule cérébelleux moyen contient en arrière des fibres non entrecroisées provenant du faisceau intermédiaire du bulbe et en avant des fibres entrecroisées de même provenance.

Dans le *cervelet* dit Flourens, réside une propriété dont rien ne donnait encore l'idée en physiologie et qui consiste à coordonner les mouvements voulus par certaines parties du système nerveux, excités par d'autres. Le cervelet est le siége exclusif du principe qui coordonne les mouvements de locomotion. Cette opinion est aujourd'hui généralement admise. Après l'ablation des premières couches du cervelet, le savant physiologiste avait remarqué un peu de faiblesse, de manque d'harmonie dans les mouvements; aux couches moyennes, la démarche chancelante et désordonnée de l'ivresse; l'ablation entière de l'organe rendait impossible toute situation fixe et stable.

Bouillaud, Magendie, Flourens également ont noté la tendance qu'ont les animaux à reculer après la lésion profonde de la substance du cervelet. Ce mouvement de recul n'est pas un phénomène constant. Quoiqu'il en soit, je dirai incidemment qu'il serait possible, selon moi, de l'expliquer par le fait même du défaut de coordination dans les mouvements : en effet, lorsque les deux pieds touchent à terre sur la même ligne, le corps étant dans la verticale, si l'un des deux, le droit par exemple, quitte la terre dans un mouvement de flexion de la jambe, le membre inférieur gauche tend à prendre la position *hanchée*, le corps se porte en arrière : alors lorsqu'au mouvement de flexion de la jambe succède un mouvement d'extension, le talon droit se trouve naturellement en arrière de sa position primitive et un mouvement de recul se produit. Ainsi flexion, entension produisent le mouvement de recul ; pour progresser au contraire, les mouvements sont plus compliqués, il faut non-seulement fléchir et tendre la jambe mais encore la porter en avant d'une façon active, c'est-à-dire mettre en jeu tout un nouveau système de muscles. On conçoit que lorsque la coordination des mouvements vient à faire défaut, ce soit le mouvement le plus simple qui se produise c'est-à'dire le mouvement de recul.

Revenons aux lésions encéphaliques expérimentales. Lorsqu'on coupe les *canaux demi circulaires* du côté droit, dit M, Flourens, l'animal est entraîné par un mouvement giratoire à droite, si on les coupe ensuite du côté gauche, il subit une propulsion, soit en avant, soit en arrière, avec tendance à la culbute, M. Brown Séquard a fait voir que la déchirure du *nerf acoustique* suffit à produire des phénomènes de ce genre. MM. Menière et Tricquet ont vu que lorsqu'il existe une perforation de la membrane du tympan, si avec un stylet mousse on va à travers l'oreille moyenne toucher la membrane de la fenêtre ronde, il y a vertige, à tel degré que le malade peut être renversé. Il en est de même si l'on fait des injections dans l'oreille sans ménagements lorsque le tympan est perforé.

En même temps que le mouvement de rotation, on peut remarquer presque toujours une déviation des yeux, signalée par Magendie. Après la section d'un pédoncule cérébelleux moyen, par exemple, dit M. Vulpian, on voit l'œil du côté blessé se porter en bas et en dedans, tandis que celui du côté opposé se porte en haut et en dehors. MM. Vulpian et Philippeaux ont montré que si on blesse ou détruit les tubercules quadrijumeaux d'un animal, la vision est abolie ; il y a en même temps immobilité de l'œil et dilatation de la pupille ; c'est l'œil opposé au tubercule disparu qui se perd. M. le professeur Gubler a signalé des phénomènes analogues de strabisme, dans les cas de lésion cérébrale unilatérale : les yeux sont déviés, d'ordinaire, dans le sens opposé à l'hémiplégie.

Les éblouissements, les obnubilations, les bluettes lumineuses, phénomènes que nous savons accompagner les vertiges, sont évidemment dus à une lésion du nerf optique ; il en est de même pour le nerf auditif des étourdissements et tintements d'oreille. La douleur de la face peut être attribuée à une lésion du trijumeau, le vomissement à une lésion du pneumo-gastrique ; de plus, selon Budge, il y aurait dans les pédoncules cérébraux des fibres qui influenceraient l'action de l'estomac, de l'intestin de la vessie. D'après Valentin et Budge, la stimulation immédiate des tubercules quadrijumeaux exciterai les contractions de la vessie et du canal intestinal ; Budge, Valentin et Schiff affirment qu'il en est de même de l'excitation des couches optiques.

Je rappellerai successivement comment les diverses parties dont il a été question se trouvent anatomiquement plus ou moins solidaires les unes des autres.

Le bulbe comprend : 1° les *olives*, dont les fibres se terminent dans les pédoncules cérébraux ; 2° les *corps restiformes*, qui vont constituer les pédoncules cérébelleux inférieurs ; 3° le *faisceau innominé*, qui se trifurque, pour former une partie du pédoncule cérébelleux moyen, le faisceau triangulaire latéral de l'isthme ou Ruban de Reil, une partie des pédoncules cérébraux ; tous ces faisceaux traversent la protubérance ; 4° les *pyramides*, formées de deux faisceaux, dont l'interne s'entrecroise avec son homologue et dont les fibres, également, traversent la protubérance ; on constate, en outre, des amas nouveaux de *substance grise*, indice anatomique suffisant, dit M. Vulpian, pour montrer que le bulbe possède des fonctions surajoutées. Des fibres propres se rendent dans la protubérance.

Le bulbe renferme les noyaux d'origine du pneumogastrique, du nerf accoustique et du trijumeau.

La protubérance apparaît comme presque entièrement formée par le rayonnement des fibres blanches des pédoncules cérébelleux moyens s'entrecroisant sur la ligne médiane ; elle est en outre constituée par les fibres que nous venons de voir la traverser, et par des amas de substance grise, d'où naissent des fibres transversales propres, des fibres pour les pédoncules cérébelleux moyens, des fibres pour les pédoncules cérébraux.

Les pédoncules cérébraux sont formés de trois plans : un inférieur, constitué par les fibres des pyramides antérieures ; un moyen qui fait suite aux faisceaux innominés ; un supérieur, constitué par les pédoncules cérébelleux supérieurs (*processus cerebelli ad testes*), et le cordon triangulaire latéral de l'isthme (ruban de

Reil). Au milieu de leur substance grise naissent également des fibres propres.

Dans l'épaisseur des couches optiques, en haut et en dehors, s'enfoncent les pédoncules cérébraux. L'extrémité postérieure des couches optiques se continue en dedans avec les tubercules quadrijumeaux. Une partie des bandelettes, origine blanche des nerfs optiques, est en contact avec la base du crâne, et en poursuivant leur recherche on arrive aux corps genouillés ; or, le corps genouillé externe est lui-même en communication avec le tubercule quadrijumeau antérieur (nates). Cette relation des nerfs visuels avec les tubercules quadrijumeaux est des plus intimes ; on sait, en effet, que dans la série des vertèbres, ces nerfs et ces éminences grandissent en raison directe les uns des autres.

Et maintenant je citerai cette phrase de Flourens qui confirme, au point de vue physiologique et pathologique l'importance de ces rapports anatomiques :

« Le système nerveux n'est point un système homogène, mais un système unique. Toutes ses parties concourent, conspirent, consentent. Ce qui les distingue, c'est une manière d'agir propre et déterminée ; ce qui les unit, c'est une action réciproque sur leur énergie commune. »

CONSÉQUENCES DES ANALOGIES ENTRE LES FAITS D'OBSERVATION ET LES FAITS D'EXPÉRIENCE.

M. Vulpian pense que les troubles produits par les lésions expérimentales du cervelet, ne sont pas sans analogie avec ceux que pourrait déterminer le vertige.

Et il serait bien possible, dit-il, qu'il y eût là, quelle qu'en fût la cause prochaine, une sorte de vertige.

Cette cause de vertige avait été soupçonnée également par M. Mestre, dans son *Etude sur les vertiges.* « Sans que nous attachions une importance excessive à cette localisation, dit-il, nous rappellerons que l'opinion qui admet dans le cervelet la propriété de coordonner les mouvements voulus par certaines parties du système nerveux, et excites par d'autres, la propriété surtout de coordonner les mouvements de locomotion et de se maintenir en équilibre, ont pour appui les expériences de MM. Flourens, Bouillaud, Longet. » Plus affirmatif et moins exclusif, nous attribuons les phénomènes de vertige, non à la lésion unique du cervelet, mais à celle de ses pédoncules, des pédoncules cérébraux, de la protubérance, etc., lésions multiples, isolées ou plus ou moins prédominantes les unes sur les autres, et qui, par ces dissemblances, donnent lieu aux différentes variétés de vertiges notés par les auteurs.

L'exposé physiologique antérieur fait ressortir, en effet, le parallélisme qui existe entre les phénomènes que produit l'expérimentation et ceux qui constituent le vertige ; il nous permet d'établir que le siège de la lésion doit être le même ; nous attendrons, néanmoins, pour conclure avec plus de certitude, que l'étude des causes nous apporte quelques preuves nouvelles.

Pour que cette conclusion soit légitime, encore faut-il admettre que la lésion qui produit le mouvement donne également lieu à la sensation de mouvement et à l'idée que l'on en a ; or, les expérimentateurs, pour la plupart, placent le centre des sensations soit dans les couches optiques, soit dans la protubérance, précisément parties dont la lésion provoque des mouvements vertigineux et intimement liées à d'autres qui, lésées, les provoquent aussi ; quant à la transformation de ces sensations en idées, je ne crois pas qu'une telle opinion puisse être répudiée par un physiologiste, et je ne la discuterai pas.

DEUXIÈME PARTIE

CAUSES.

La lésion physiologique qui donne lieu aux phénomènes de vertige, est due à la main de l'expérimentateur; dans les cas pathologiques, quel est l'incitateur? Pour nous, c'est le sang, soit qu'il se trouve en excès, soit qu'il se trouve en défaut dans l'encéphale ; accès ou départ subit de ce liquide, telle est la condition essentielle du phénomène, sur laquelle le caractère passager, généralement attribué au vertige, devait suffire à attirer l'attention. En un mot, le vertige est dû à un trouble de la circulation encéphalique, que je dirai *cause directe.* Ce trouble partiel est dû lui-même à un trouble plus ou moins général de la circulation, dont nous étudierons plus loin les causes sous le nom de *causes indirectes.*

I. CAUSE DIRECTE.

La lésion mère du vertige peut affecter une ou plusieurs parties du cerveau, d'un seul côté ou des deux ; elle peut être *unilatérale* ou *bilatérale*. Enoncer une telle proposition, c'est admettre qu'il peut exister des congestions partielles du cerveau ou des reflux inégaux de ce liquide vers le cœur. Nous l'admettons, en effet ; un coup-d'œil jeté sur la disposition de la circulation cervico-encéphalique, nous fera comprendre comment ces faits peuvent exister en dehors même des causes mécaniques, telles que des oblitérations, des embolies, des tumeurs qui portent obstacle au cours du sang, et qui nous fourniront de nombreux exemples de congestions partielles donnant lieu au vertige : l'artère carotide gauche et celle de droite ne sont pas symétriques, leur origine, leur direction, leurs rapports ne sont pas identiques ; il en est de même pour les vertébrales ; il en est de même pour les veines jugulaires. Il est un phénomène pathologique qui prouve manifestement l'influence que peut avoir l'asymétrie des vaisseaux du cou sur le cours du sang, c'est celui du *pouls veineux*. En effet, M. Bucquoy dans ses *Leçons cliniques sur les maladies du cœur*, s'exprime ainsi : « En raison de la direction presque rectiligne de la jugulaire droite, du tronc innominé et de la veine cave supérieure, c'est à droite que le phénomène du pouls veineux est le plus manifeste et le plus facilement perçu. »

Cette asymétrie anatomique des vaisseaux qui portent le sang vers le cerveau, et de ceux qui le ramènent vers le cœur, devrait être considérée comme une cause incessante de vertige ; et, cela serait sans doute, si d'autres conditions anatomiques ne venaient corriger ces irrégularités. On voit, en effet, les artères vertébrales à peine arrivées dans le crâne, se confondre en tronc commun, le tronc basilaire, d'où partent des ramifications qui répartissent de part et d'autre le sang d'une manière égale ; les vertébrales, toutefois, ont donné naissance isolément aux artères cérébelleuses inférieure et postérieure, mais ces dernières s'anastomosent avec les autres cérébelleuses partant du tronc commun ; les carotides se réunissent par des anastomoses transversales entre elles et avec les cérébrales postérieures, terminaisons du tronc basilaire, pour former le cercle de Willis. De même les veines cérébrales communiquent entre elles par de nombreuses anastomoses et se jettent dans des sinus qui s'abouchent par des voies transversales.

Grâce à cette disposition, l'influence physique de l'inégalité des conduits afférents et efférents disparaît, et le fonctionnement de la circulation intra-crânienne se fait régulièrement dans les conditions ordinaires du mouvement circulatoire ; mais que les conditions normales de la circulation viennent à être suffisamment modifiées par une plus ou moins grande accélération du cours du sang, une plus ou moins grande quantité de sa masse, un changement de densité, etc., les lois de l'équilibration elles-mêmes se trouveront perverties.

Je me suis demandé comment fonctionnent les anastomoses transversales ? Il est évident, si le cours du sang est égal dans les deux vaisseaux, que dans leur anastomose le sang restera en équilibre; mais qu'un obstacle mécanique, au cou par exemple, surgisse du côté de la carotide droite, le sang dans le cerveau se portera de gauche à droite pour suppléer à l'anémie causée par l'obstacle; que cet obstacle soit placé plus loin, après les anastomoses de Willis, que la circulation se trouve arrêtée ou simplement diminuée dans les capillaires, l'inverse aura lieu et le sang se portera de droite à gauche, et l'équilibre se rétablira peu à peu. Non-seulement ces données sont rationnelles, mais je me suis convaincu, par des expériences faites avec des tubes en verre communiquants et des ajutages en caoutchouc qui me permettaient d'intercepter les communications du liquide ou d'en retarder la marche que c'est bien ainsi que se passent les choses. Il suit de là que, dans les transversales anastomotiques, le sang reste en équilibre, où circule tantôt d'un côté, tantôt de l'autre. Et ce qui est vrai pour le cerveau, l'est évidemment pour tout anastomose analogue du système sanguin.

Il est d'ailleurs une prédisposition constitutionnelle fâcheuse pour le rétablissement de l'équilibre circulatoire, c'est la grandeur moindre du calibre des anastomoses chez certains sujets, comme cela résulte des observations anatomiques de M. Ehrman, qui a donné dans sa thèse inaugurale, les dimensions exactes que peuvent affecter les diverses anastomoses qui composent le cercle de Willis, leurs anomalies, leur longueur et leur volume variable.

En dehors des phénomènes d'hyperémie capillaire dans la trame des tissus et des phénomènes d'excitation qui peuvent s'y produire, signalons ce fait que les conduits sanguins, artères, sinus très-nombreux et très-forts au niveau du cervelet et de la protubérance, doivent donner lieu par leur replétion plus ou moins grande à des phénomènes de compression auxquels on a le droit d'attribuer des effets de vertige. Magendie, en effet, a remarqué que, lorsque par une piqûre pratiquée dans l'espace inter-occipito-atloïdien, on soustrait avec une certaine quantité de liquide céphalo-rachidien les centres nerveux à la pression normale qu'il leur fait éprouver, les animaux chancellent comme s'ils étaient ivres et leur corps s'affaisse tantôt d'un côté, tantôt de l'autre; or, il est clair que le cervelet se trouve en ce cas comprimé, tout le premier, par la base du crâne.

Signalons encore ce fait anatomique que de nombreux vaisseaux, ordinairement indépendants de l'artère et de la veine centrale qui viennent de l'ophthalmique, et, qui eux-mêmes dérivent de la vertébrale et des carotides, forment un réseau vasculaire non interrompu depuis les bandelettes optiques jusqu'à la papille du nerf optique, et c'est à ces vaisseaux qu'est due en général la coloration rouge de la papille que l'on aperçoit à l'ophthalmoscope. Il n'est donc pas étonnant que les congestions cérébrales donnent lieu, comme l'a montré Bouchut, aux congestions de la papille; lien nouveau, lien de sang, peut-on dire, entre les vertiges et les éblouissements.

Je ferai remarquer que M. Béhier, dans sa *Pathologie générale*, a classé le vertige parmi les signes diagnostiques et pronostiques que peut fournir la circulation; mais il est à regretter qu'il n'ait pas fait à l'analyse de ce symptôme une plus large part. L'étude subséquente des causes indirectes corroborera les assertions que nous venons d'émettre au sujet des conditions dans lesquelles se produit le vertige.

II. Causes indirectes.

Ces causes étant très-nombreuses nous forcent d'établir à leur sujet une certaine classification :

1° *Causes physiques.*

Force centrifuge. — J. P. Franck rapporte qu'autrefois il existait en Allemagne, pour les prostituées, un châtiment qui consistait à exposer ces malheureuses filles sur la place du marché public, dans des cages étroites en bois que l'on faisait tourner avec rapidité. Au bout de quelques minutes ces pauvres femmes, très-bien portantes quelques instants auparavant, étaient prises de vertiges avec vomissements, diarrhée, et tombaient presque sans vie.

Un médecin à l'hospice de l'Antiquaille, à Lyon, M. le Dr Martin, essaya d'appliquer aux diverses formes de la folie la machine rotatoire de Darwin. Bientôt survenaient des vertiges, des vomissements avec évacuations intestinales abondantes, une faiblesse extrême; il dut y renoncer.

Dans le premier cas, la position exacte de la patiente n'étant pas bien déterminée, on ne peut faire que des hypothèses sur la nature du trouble cérébral ; dans le second, la tête se trouvant la plus rapprochée du centre, c'est évidemment par anémie encéphalique que se produisait le vertige.

C'est de la même manière qu'agit la force centrifuge dans le mouvement de l'*escarpolette*, le sang est poussé en sens inverse de sa direction normale.

Pour moi, le vertige de la *valse* est occasionné par une congestion unilatérale du cerveau due également à la force centrifuge et, en formulant cette opinion je brave l'anathème du professeur Trousseau, qui prétendait que ce serait « une niaiserie physiologique » que de supposer que par ce mouvement giratoire le sang peut s'accumuler plus spécialement vers un des côtés du cerveau (Leçons de l'Hôtel-Dieu, 1864).

L'obervation suivante, due au professeur Küss de Strasbourg, et rapportée par M. Ehrman dans sa thèse inaugurale, confirme pleinement mon assertion sur la possibilité d'un tel fait : « Un enfant nouveau-né qu'on avait couché sur le côté droit, fut pris au bout de peu d'instants de convulsions bornées au côté opposé ; en le soulevant pour l'examiner, on le plaça par hasard sur le côté gauche, les mouvements convulsifs cessèrent dans cette moitié du corps et se manifestèrent à droite. M. Küss eut alors l'idée de tourner l'enfant plusieurs fois autour de son axe, l'équilibre circulatoire se rétablit peu à peu dans le cerveau, et les convulsions cessèrent. » N'en est-il pas de même dans la valse ; il suffit de tourner en sens inverse, et le vertige cesse. Chacun sait ça.

Dans le *jeu de bague*, la congestion est de même nature, c'est-à-dire unilatérale.

Déplacement du centre de gravité. — Le *mal de mer* a été expliqué de bien des manières. L'ensemble des phénomères qui le constituent, dit M. Max Simon, est commandé par l'état dynamique ou statique du cerveau, dont le vertige lui-même est l'expression.—C'est une sorte d'empoisonnement dû aux effluves marines (Semanas). — Il résulte du choc du cerveau contre les parois du crâne, le liquide céphalo-rachidien se trouvant repoussé par le tangage vers la partie postérieure de la cavité crânienne (Fonssagrives).

L'interprétation la plus juste me paraît donnée par MM. Littré et Robin, qui s'expriment ainsi : « Le mal de mer est causé par un trouble de la circulation générale et de celle du cerveau avec transmission ou réaction sur l'estomac de l'état nerveux qui en résulte. Ce trouble survient lorsque les animaux se trouvent placés dans un milieu tel que les conditions d'équilibre des corps deviennent instables. » On a remarqué que les enfants, dont la circulation est plus active, résistent mieux aux influences de la mer.

L'influence de la pesanteur sur la circulation est incontestable. Marshall Hall, après avoir ouvert la veine d'un animal, provoqua la syncope ou l'arrêta à son gré en leur élevant ou leur abaissant la tête. Suivant Sandras, la station immobile longtemps prolongée, cause le vertige. Dans la saignée, lorsqu'on veut provoquer la syncope, on fait tenir le malade debout. On a recommandé, dans les saignements du nez, d'élever les bras, afin de décongestionner la tête, par entraînement. La main levée pâlit.

Certaines personnes éprouvent des vertiges au moment où elles posent la tête sur le traversin, ou bien le matin en se réveillant ; qu'on les interroge pour savoir si, couchées toujours du même côté, il ne s'agit pas d'un fait de congestion unilatérale contre lequel on pourra parfois les prémunir en les faisant placer simplement sur le côté opposé. D'autres personnes ont le vertige après le sommeil, lorsqu'elles sont debout; ce sont les pauvres de sang, chez lesquels se produit une anémie encéphalique par le fait de la pesanteur, comme il arrive dans la convalescence.

Raréfaction de l'air. — On décrit sous le nom de *mal de montagne*, l'ensemble de phénomènes qui se manifestent lorsqu'on fait l'ascension de montagnes très-élevées. Plus on monte, plus le thermomètre baisse, c'est-à-dire, plus l'air se raréfie. On éprouve des vertiges, de la céphalalgie, de la dyspnée. La respiration et la circulation s'accélèrent; parfois surviennent des nausées et des vomissements. La transpiration cutanée se supprime, la peau devient pâle, la face cyanosée. Ce sont, en somme, des phénomènes de congestion très-avancés.

Des phénomènes analogues se produisent lorsqu'on s'élève *en ballon*; mais il est d'autres conditions qui viennent favoriser la production du vertige : lorsqu'on penche la tête pour examiner les objets situés au-dessous, l'œil a besoin de s'accommoder à des distances nouvelles et de distinguer des objets moins éclairés par leur éloignement. Ce double effort s'ajoute à la position inclinée de la tête pour augmenter la congestion. Des aéronautes ont noté en effet que le vertige diminuait ou cessait lorsque les détails des choses de la terre n'étaient plus perceptibles. On a pu se convaincre que le vertige disparaît lorsque, placé sur un monument élevé, on cesse de regarder à ses pieds pour porter ses regards devant soi dans le vague de l'infini.

On dit généralement que le temps est lourd lorsqu'il est léger physiquement, c'est-à-dire que le baromètre baisse, que l'air se raréfie; manifeste est l'influence d'une telle atmosphère sur les congestions et par suite sur le retour des vertiges.

2° *Altération du sang.*

a. Dans ses proportions :

L'*anémie* consiste en une diminution des globules du sang. Les anémiques ont des palpitations, tombent parfois en syncope. Ils éprouvent souvent des vertiges et des bourdonnements d'oreilles (Grisolle). Il en est de même des hydrémiques et des chlorotiques.

La *pléthore* a lieu lorsque la quantité de sang existe en surabondance ou qu'il y a augmentation du chiffre des globules. Les pléthoriques éprouvent de la lassitude, un engourdissement général, des vertiges, des bourdonnements d'oreilles, des bouffées de chaleur. Les battements du cœur sont énergiques, les veines distendues, la circulation s'y fait lentement.

La pléthore locale est *active* ou *passive*. On rencontre cette dernière chez tous les individus affaiblis par une cause quelconque. Elle peut être due à la paralysie des vaso-moteurs, notamment dans le cerveau : on sait en effet que la section de la portion cervicale du grand sympathique est suivie de la dilatation des vaisseaux de la moitié correspondante de la tête.

« Lorsqu'une cause quelconque, dit M. Sandras, appelle vers la tête un afflux trop grand ou trop rapide du sang, le vertige se déclare. Un travail intellectuel assidu, un coup de soleil, un obstacle à la circulation veineuse, une cause quelconque d'élévation du pouls, enfin le moindre effort suffit, et le vertige a lieu. Au contraire, si le sang vient à manquer, le cerveau, privé de son stimulant naturel, manque à ses fonctions et le vertige a lieu d'autant plus facilement que les circonstances accessoires le privent de plus de sang. »

MM. Andral, Monneret et la plupart des pathologistes, ont bien indiqué que le vertige se retrouve à la fois dans la pléthore et l'anémie.

J.-J. Rousseau, durant son séjour à Annecy, pour se guérir d'un reste de fièvre qui, dit-il, le tenait en langueur, confesse qu'il imagina de boire beaucoup d'eau. « C'était alors la mode de l'eau pour tout remède, dit le philosophe; je me mis à boire de l'eau, et si peu discrètement, qu'elle faillit me guérir, non de mes maux, mais de la vie. » Il en buvait tous les matins, en se promenant, la valeur de deux bouteilles; plus de vin. « Je fis si bien, dit-il, qu'en moins de deux mois je me détruisis complétement l'estomac, que j'avais eu très-bon jusqu'alors. » Promptement survinrent des accidents anémiques, entre autres le battement des artères, un bourdonnement fort incommode qui allait jusqu'à le priver de sommeil; sa santé s'altéra de plus en plus, sa faiblesse devint telle que « je ne pouvais, ajoute-t-il, presser le pas sans étouffer; je ne pouvais me baisser sans avoir des vertiges. »

Lallemand, dans ses *Recherches anatomiques* sur l'encéphale et ses dépendances, cite le fait d'une femme forte et pléthorique, âgée de 50 ans, atteinte d'anévrysme du cœur et de l'aorte qui, à chaque époque menstruelle, avait des vertiges et des éblouissements. A 81 ans, elle éprouva une forte congestion dans laquelle il lui semblait que tout tournait autour d'elle;

les objets paraissaient colorés en rouge. Les éblouissements se répétèrent. Trois ans après, elle éprouva des tintements d'oreilles, perdit connaissance et fut portée à l'hôpital, où elle mourut. A l'autopsie, on trouva l'arachnoïde injectée, épaissie; un ramollissement de la partie centrale du nerf optique. Les vertiges sont attribués par Lallemand à la congestion. Cette observation est très-intéressante, car la congestion même, et par suite les vertiges, peuvent être rapportés à trois causes : la pléthore, les lésions vasculaires et celles du nerf optique.

b. Dans ses qualités :

L'existence des vertiges dans les maladies infectieuses et les maladies épidémiques pestilentielles a été signalée de tout temps. Ils constituent un des symptômes ou prodromes de la rage, de la peste, de la pellagre, de l'ergotisme convulsif.

Dans l'épidémie de choléra de 1854, M. Neucourt a observé toutes les variétés de vertiges. C'était, parmi les personnes bien portantes du reste, de la pesanteur de tête, une sorte de fatigue cérébrale ; à un degré plus avancé, il y avait difficulté de rester debout, défaillance avec tournoiement des objets. Dans le choléra confirmé, il a remarqué plusieurs fois le vertige ténébreux à un degré intense.

Suivant Niemeyer, dans la *mélanémie*, le pigment s'amasse en plus ou moins grande quantité dans les capillaires des organes, et en particulier du cerveau : céphalalgies violentes, délires, convulsions, coma. Suivant le lieu, le vertige doit également se produire.

M. Sandras cite un cas très-intéressant de vertige dû à une altération graisseuse du sang : « Un homme d'une cinquantaine d'années vint à ma consultation de l'hôpital Beaujon se plaindre de lourdeur de tête, de troubles dans les idées, de tournoiements qui le gênaient beaucoup. L'état du pouls m'induisit à prescrire une saignée; mais le jeune élève qui la pratiqua fut tout étonné de voir que la sérosité devenait très-blanche et comme laiteuse dès qu'elle se séparait du cruor. » M. Chatin, pharmacien, ayant analysé la sérosité, y reconnut une grande masse de graisse en émulsion.

Toutes les cachexies, qu'elles soient mercurielles, syphilitiques ou cancéreuses, etc., en amenant l'anémie, peuvent provoquer des congestions et le vertige. « Chez une femme affectée d'un cancer utérin à sa dernière période, dit M. Neucourt, *Traité des maladies chroniques*, j'ai observé des étourdissements, des vertiges avec anéantissement général, sans perte de connaissance, mais avec perte momentanée de la vue, dont l'anémie était le point de départ, etc. »

3° *Toxiques.*

Parmi les substances dont l'absorption donne lieu à des vertiges, il faut placer en première ligne les narcotico-âcres, et surtout le *tabac*. Quand on n'y est pas habitué, l'un des premiers accidents que causent ses fumées, c'est le vertige, et spécialement cette espèce de vertige qu'on appelle vertige nauséeux. Je connais une personne sujette aux vertiges, à qui l'usage de la cigarette les provoque sûrement. Le Dr Byasson, pharmacien au Midi, m'a raconté que, dans la convalescence d'une maladie, voulant se promener, il se sentait poussé en avant d'une façon irrésistible ; il lui vint à la pensée que cette incitation anormale pourrait bien être due à l'usage prématuré de la cigarette. Il cessa de fumer, et ce phénomène disparut.

M. Claude Bernard, à une chienne adulte administra par injection sous-cutanée 3 gouttes de nicotine. Avant l'opération, l'animal avait 115 pulsations ; une ou deux minutes après, il titubait et paraissait essoufflé ; alors on pouvait compter 332 pulsations. C'est le médicament qui agit le plus énergiquement sur les vaisseaux ; c'est en quelque sorte, suivant l'expression de M. G. Sée, le bourreau de ces médicaments.

La *belladone* est un toxique des vaso-moteurs ; elle occasionne de la céphalalgie, des vertiges, un délire gai ou triste, des hallucinations pénibles, l'insomnie. Le pouls est d'abord serré et ralenti, puis la circulation devient fébrile. On doit admettre, avec Brown-Séquard, qu'elle accroît la tonicité des vaso-moteurs et réduit leur calibre dans les muqueuses (Gubler).

L'action du *datura* est très-semblable à celle de la belladone. Grande analogie de la *morelle*, de la *jusquiame*. Sauvages, à propos de cette dernière substance, cite le fait suivant : « Mulier sumpto jusculo « in quo folium hyoscyami allii fuerat incoctum, pa- « tiebatur vertiginem in qua caput collo minime adhæ- « rens videbatur, corpus vero in aere suspensum exsti- « mabatur sine delirio. »

L'*opium* est un hyposthénisant des vaso-moteurs, un congestionnant ; à doses modérées, il fait éprouver de la pesanteur à la tête, des vertiges, du délire, de l'exaltation des sens.

L'*acide cyanhydrique* amène la fluidité du sang et

des congestions dans les principaux viscères. Lorsque la mort n'est pas instantanée, il provoque des vertiges, des baillements, de la dyspnée, et le malade tombe privé de connaissance ; s'il guérit, il conserve pendant sept à huit heures des vertiges et de l'anxiété précordiale.

L'*aconit* cause des vertiges, paralysies, coma, refroidissement : « Il calme la circulation, diminue le calibre des capillaires et abaisse la température.» (Gubler. »

La mort par la *ciguë* est précédée d'un ralentissement parfois extrême du pouls. Boerhaave rapporte dans ses *Préleçons académiques, etc.*, qu'ayant par mégarde mangé de la ciguë, il n'éprouva guère que des vertiges, mais violents au point qu'il lui était impossible de se tenir debout.

M. V. Malicka, entre autres expériences sur le *chanvre indien,* fit prendre 15 centigrammes de hachischine de Gatinel à deux de ses amis. A. R. a 24 ans ; les premiers symptômes qu'il éprouve sont : nausées, vertiges, envies de vomir. Pour M. M., le pouls, qui était à 76 avant l'ingestion (à trois heures trente-cinq minutes); après l'ingestion (à trois heures quarante minutes), donne de 100 à 120 pulsations. A quatre heures, embarras intellectuel, injection de la face et surtout des paupières, marche pénible et chancelante, etc., puis hallucinations.

Les détails suivants, recueillis dans la *Gazette des hôpitaux*, montrent que le hachisch est susceptible de provoquer différentes sortes de vertiges. M. A., étudiant en médecine, et M. D., étudiant en droit, prirent 4 grammes d'extrait gras de chanvre. Au bout d'une demi-heure, tous deux éprouvèrent un commencement d'agitation, puis des *vertiges* et une sorte de raptus qui semblait les emporter vers l'espace... M. D. ne tarda point à tomber dans une voluptueuse somnolence... M. A. se livra à des gambades effrénées qui durèrent sans interruption pendant quatre heures. Il avait conscience de son état, mais c'est en vain qu'il voulait se cramponner à un siége pour mettre fin à la scène, il se sentait poussé par une force irrésistible. Tous deux avaient les mains et la face fortement cyanosées, les yeux injectés et la respiration entrecoupée par un sentiment subit de constriction générale du thorax.

M. Moréau dit avoir réussi en donnant du hachisch contre les hallucinations et les excitations maniaques. Or, M. Luys regarde les couches optiques comme le centre de réception des impressions sensorielles. S'il en était ainsi, l'action du hachisch se porterait sur les couches optiques.

Le *sulfate de quinine* ralentit le cœur en diminuant la pression. C'est un décongestionant. « L'ivresse qu'il détermine est analogue à celle qui se produit dans les muscles des membres par la ligature de l'artère crurale; les bourdonnements reconnaissent la même cause; il détermine le vertige par anémie encéphalique. » (Sée.)

Alcool. Ayant fait avaler à un moineau quelques gouttes d'alcool, ce petit animal présenta bientôt toutes les allures de l'ivresse; il volait d'une façon bizarre et interrompue; il oscillait, s'enroulait sur lui-même; après quelques gouttes de plus, il perdit jusqu'à la faculté de se tenir debout. Une autre fois, dans une expérience comparative, ayant enlevé à un oiseau successivement les couches superficielles moyennes et profondes du cervelet, et donné à un autre oiseau 2 gouttes d'alcool en trois reprises, M. Flourens vit apparaître chez les deux les mêmes phénomènes d'ivresse avec une concordance parfaite. A l'autopsie, il trouva à la base du cerveau de celui qui avait pris l'alcool une petite effusion de sang.

On peut rapprocher de l'empoisonnement par l'alcool celui par le *sulfure de carbone*. Les vertiges en sont l'un des phénomènes communs. « Comme les alcools, dit M. Delpech, *Annales d'hygiène*, 1863, il peut déterminer une ivresse aiguë, comme eux il peut pousser jusqu'à la menace d'une terminaison funeste, immédiate, l'intensité de la dépression. »

Le venin des *serpents à sonnettes* provoque de la céphalalgie, des vertiges, des vomissements. Il donne lieu, en diffluant le sang, à des hémorrhagies passives, des congestions dans les principaux viscères. Les *émanations putrides*, les matières putrides ingérées donnent lieu à des nausées, vertiges, vomissements, palpitations, syncopes.

Dans l'empoisonnement par les *préparations antimoniales*, quand le pouls est devenu petit, la peau froide, la respiration difficile, les vertiges sont un des premiers phénomènes qui se présentent. Dans l'*encéphalopathie saturnine* à forme épileptique, le vertige revêt cette même forme.

L'*acide carbonique* détermine plus ou moins promptement de la gêne à la respiration, de la cyanose, des mouvements péristaltiques de l'intestin, de l'anxiété, des vertiges, du la céphalalgie, de l'insensibilité, de la faiblesse et même la perte de connaissance (Gubler). Le fourneau seul de la cuisine peut occasionner des symptômes analogues. La vapeur de charbon est un mélange d'hydrogène carboné, d'acide carbonique et d'oxyde de carbone. L'oxyde de carbone, d'après Claude Bernard, paralyse en quelque sorte le globule; il le rend impropre à l'hématose. Après ces empoisonnements, restent parfois les vertiges. M. J,.., ancien interne, à la suite d'une asphyxie avancée due au poêle de sa chambre d'hôpital, en éprouvait de très-incommodes à l'issue des repas. L'usage modéré du café le débarrassa de cet accident.

4° *Odeurs.*

Certains gaz, nous venons de le voir, agissent par leurs effets délétères, toxiques. D'autres, chez les gens prédisposés aux vertiges, peuvent les provoquer par l'odeur qu'ils exhalent. Tous les parfums sont dans ce cas.

Est-ce par une action directe sur le nerf olfactif lui-même que se produit le vertige? Jusqu'ici, du moins, les expériences physiologiques n'autorisent pas à penser que c'est ainsi que se passent les choses; car on peut détruire le nerf olfactif sur les animaux sans produire de trop graves désordres. L'excitation que causent les odeurs se manifeste tout d'abord par un trouble de la circulation et c'est ce trouble circulatoire qui produit le vertige.

5° *Causes fonctionnelles ou organiques.*

Maladies aiguës : Le vertige sympathique, dit Monneret, se voit bien souvent au début des fièvres, des inflammations et de toutes les maladies générales dout il constitue un des symptômes prodromiques les plus constants.

Les maladies fébriles produisent l'hyperémie, non par la seule exagération sthénique du mouvement circulatoire, mais par une sorte de concentration sanguine vers les viscères, dès l'invasion de la fièvre (Woillez).

Tout le monde connaît le vertige qui sert si bien à caractériser la fièvre typhoïde. (Monneret). M le Dr Chapelle, dans une épidémie de fièvre typhoïde, a signalé un état vertigineux apyrétique qui paraissait lié à l'influence morbide générale.

Maladies du cœur et des vaisseaux. Les congestions passives ou asthéniques, dit Grisolle, reconnaissent pour cause un obstacle à la circulation veineuse ; elles sont fréquentes dans les maladies du cœur.

M. Bricheteau (Clinique de l'hôpital Necker), a rapporté plusieurs faits qui prouvent l'influence des maladies organiques du cœur sur la production des vertiges. Entre autres, celui d'un homme affecté d'hypertrophie du ventricule gauche ; lorsque ce malade était couché, il lui semblait être balancé dans les airs, lorsqu'il travaillait, son métier lui paraissait s'éloigner, monter, descendre, tourner en rond ou se mouvoir en cadence.

Un officier âgé de 55 ans, rapporte Davy, (*Research path. et anat.*), souffrait de violents accès de vertige, aboutissant parfois à des syncopes. Cependant les symptômes s'amendèrent. On observa que les pulsations artérielles faisaient défaut sur le parcours des artères du cou, de la tempe, des aisselles. Quinze mois après, il succombait par suite de la rupture de l'aorte à sa base. Un vaste anévrysme, rempli de matières fibrineuses, occupait la crosse aortique. La carotide, la sous-clavière et la vertébrale gauche étaient bouchées par cette fibrine dans l'étendue de plus de deux pouces ; le tronc innominé était obstrué également, mais la carotide et la sous-clavière droite, quoique rétrécies, étaient perméables au-dessus de leur origine.

D'après Jacoby, la compression des carotides détermine les phénomènes suivants : obscurcissement de la vue, vertiges, défaillances, perte de connaissance.

Je rapprocherai de ces faits ceux qui accompagnent la ligature des carotides. Parmi les accidents primitifs, dit M. Richet, qui suivent presque immédiatement la constriction du fil, il faut ranger les vertiges, la perte de connaissance, la stupeur, les éblouissements, etc. Les auteurs, ajoute-t-il, sont unanimes ou à peu près à attribuer ces phénomènes à l'anémie cérébrale, car la ligature a diminué d'un quart ou d'un tiers la quantité de sang qui aborde la cavité crânienne.

Porter, en 1829, fit la ligature de la carotide droite pour cause d'anévrysme à une femme de 40 ans ; immédiatement vertiges ; deux heures après, engourdissement avec tremblement du bras gauche ; le lendemain, cette menace de paralysie avait disparu.

M. Ehrman, à qui j'emprunte cette observation, s'exprime ainsi : « Si les anastomoses du cercle de Willis sont assez larges pour que la répartition du sang se fasse régulièrement, la circulation se rétablira rapidement. Si, au contraire, elles offrent un calibre minime, la partie de l'encéphale correspondant à l'artère liée ne recevra qu'une quantité insuffisante de sang, sa nutrition en souffrira ; il en résultera une suspension plus ou moins complète de son action sur les régions du corps gouvernées par elle. »

A stomacho læso. — Galien avait pensé que certains vertiges dérivaient d'une affection sympathique avec l'orifice de l'estomac.— Parmi les vertiges qu'on a décrits sous ce nom, les uns, *ab inedia*, sont dus à une abstinence trop prolongée ; les autres, au contraire, *a crapula,* à un état de plénitude exagérée de l'estomac, une indigestion; ils revêtent la forme de vertige dit ténébreux, *tenebricosa*: il y a pesanteur de la tête, étourdissements, obnubilations, surtout lorsque le malade se penche ; les vertiges *a dyspepsia* surviennent dans une lésion de l'estomac, et généralement toutes les fois que les forces digestives ne peuvent suffire à une nutrition suffisamment réparatrice (Nysten).

« Il existe, disait Trousseau dans ses leçons cliniques à l'Hôtel-Dieu, une forme d'affection nerveuse à laquelle Bretonneau donne le nom de vertige stomacal et que l'on connaît maintenant sous le nom de *vertigo a stomacho læso*. Cette variété de vertige s'observe surtout vers l'âge de cinquante ans et dans le décours de la vie. Les fonctions digestives sont préalablement perverties. Les troubles qui frappent l'appareil nerveux apparaissent ordinairement de la manière suivante : le malade reste-t-il dans l'immobilité, il n'éprouve rien ; mais veut-il regarder au-dessus de lui, aussitôt tous les objets semblent tourner, et à ce moment même, il survient des maux de cœur. Il n'a alors qu'à incliner la tête en bas et fermer les yeux, à rester immobile pendant une minute, et tout disparaît. S'agite-t-il brusquement pour regarder ce qui se passe derrière lui, les vertiges et les vomissements ne se font point attendre.

« Passe-t il dans une rue dans laquelle se trouve un mur grillagé, entre-t-il dans une antichambre aux tentures bariolées et miroitantes, ses yeux viennent-ils à se fixer sur des étoffes de couleurs vives et variées, les nausées et les accès vertigineux manquent rarement.

« Quelques individus pourront encore vous dire qu'ils éprouvent une sorte de trépidation, que les maisons, les becs de gaz s'agitent devant leurs yeux; qu'une sorte d'incertitude les porte à se diriger plutôt d'un côté que de l'autre, et que la toux, l'éternuement, un mouvement brusque augmentent le vertige.

« Le malade se baisse-t-il en ployant son corps, rien de semblable ne se manifeste, alors même que la face se serait injectée, que les veines au front seraient devenues saillantes; mais, vient-il à se relever et à regarder en haut, le vertige apparaît presque infailliblement. »

Sans doute ces accidents, comme le pense Trousseau, sont dus à une lésion de l'estomac (*stomacho læso*), mais ils n'en proviennent pas directement; la lésion a produit une altération de nutrition, et, par suite, l'anémie, qui est la cause réelle du phénomène vertige. En effet, nous voyons qu'il se produit, quand le malade lève la tête, et cesse lorsqu'il la penche; il se produit aussi lorsqu'il s'agite avec brusquerie en regardant en arrière. Or ces mouvements qui l'occasionnent, en décongestionnant le cerveau, le privent brusquement de l'incitant sanguin nécessaire à son fonctionnement normal. Par le fait de l'anémie, encore, on conçoit que le système nerveux se trouvant plus irritable, le vertige se produise par suite de l'impression sur la rétine de rayons lumineux trop ardents.

Ab aure læsa. — Le bourdonnement est un des symptômes ordinaires des maladies de l'oreille. Le bourdonnement vrai, dit Itard, c'est-à-dire celui causé par des bruits dans l'intérieur ou près de l'oreille, dû à la pléthore ou à la dilatation de quelque artère, s'explique d'une manière très-satisfaisante par le mouvement et l'impulsion du sang contre les parois des vaisseaux.

Dans un grand nombre d'observations dues à Itard, Triquet, Menière, on voit des vertiges accompagner les maladies de l'oreille.

Trousseau rapporte le fait d'une femme prise depuis dix-huit mois de douleurs d'oreilles, principalement du côté droit d'abord, puis à gauche, qui devint sourde des deux côtés. M. Triquet l'ayant examinée, trouva sur la membrane du tympan des plis, indice certain, suivant lui, de la soudure des osselets, qui n'arrive guère qu'après l'inflammation de l'oreille moyenne ; de plus, il y avait inflammation de l'oreille interne. Cette femme éprouvait une propulsion vers la droite ; elle ne pouvait marcher sur le trottoir sans se jeter sur les passants de droite. Dans le lit, elle était invinciblement couchée sur le côté droit. C'était l'oreille de ce côté qui était malade, et dans cette oreille, évidemment, les canaux semi-circulaires.

Itard raconte qu'après avoir poussé une injection

salée par la trompe d'Eustache, immédiatement survint chez le malade une douleur excessivement vive, accompagnée de vertiges, de nausées et de vomissements, accidents qui durèrent quelques heures.

On doit à Vieussens la relation suivante : « Une dame sentant quelques démangeaisons dans l'oreille se servit, pour se gratter, d'une aiguille à tricoter. Dans ce même instant, quelqu'un étant entré dans la chambre, elle s'enfonça, en se retournant brusquement, l'aiguille dans le conduit auditif. Immédiatement, douleur horrible, trouble inexprimable ; il lui parut que la chambre elle-même et tout ce qui l'entourait tournait sens dessus dessous. Cet état de vertige fut accompagné de spasmes et de contractions telles que tout le corps était courbé. Elle éprouvait en même temps des nausées et des vomissements très-violents. On constata une perforation du tympan. » Cette observation peut être considérée comme une expérience physiologique fortuite.

Cuvier, dans un rapport à l'Académie des sciences, en 1824, où il rendait compte des expériences de Flourens, sur les canaux semi-circulaires, s'exprimait ainsi : « Les résultats de ces expériences ont une ressemblance frappante avec ceux que notre confrère Magendie a obtenus en coupant le pont de Varole. Cette ressemblance d'effet peut être due aux rapports intimes du nerf acoustique avec les jambes du cervelet. »

Maladies des yeux. — Les éblouissements sont un des symptômes fréquents des maladies de l'œil. « Les éblouissements sont un signe de congestion aussi bien que d'anémie cérébrale. » (Woillez.)

Il n'est pas rare également de voir se produire des vertiges : ainsi, par exemple, dans l'opération de la cataracte par abaissement, le cristallin étant renversé au fond de l'œil, l'opéré est souvent pris de vertiges, de nausées et de vomissements.

D'ailleurs, les maladies des yeux reconnaissent fréquemment pour cause des lésions cérébrales telles que les altérations des couches optiques, du pédoncule cérébral, de la protubérance, du cervelet, des pédoncules cérébelleux, enfin des tubercules quadrijumaux, à la lésion desquels M. Galezowski (thèse inaugurale) ramène en dernier lieu toutes les autres, pour produire l'amaurose.

« La circulation et la nutrition de la papille, dit M. Bouchut, sont toujours altérées dans les maladies du cerveau et de la moelle, qui mécaniquement ou par action réflexe, empêchent le sang de rentrer dans les sinus caverneux. D'où l'œdème papillaire, la phlébectasie rétinienne, les exsudations rétiniennes, l'atrophie de la papille, etc.

B..., âgé de 21 ans, était de bonne santé, mais avait des habitudes de masturbation. Il y a quatre mois, surdité de l'oreille gauche ; deux mois après, éblouissements constants et diplopie de l'œil gauche. A droite, il ne reconnaît pas les objets à 20 centimètres. Bientôt cécité. Au début de la surdité, il avait été pris de céphalalgie et de vomissements pendant quinze jours. La marche devint difficile, il marchait comme ivre et la tête lui tournait. Dans le membre inférieur gauche, il y a affaiblissement des mouvements de flexion et de la sensibilité. Invité par M. Vigla à examiner le malade, M. Galezowski vit que les papilles des deux nerfs optiques étaient saillantes, à bords irréguliers qui se perdaient dans une exsudation blanchâtre. Les vaisseaux étaient fortement engorgés, et surtout les capillaires de la papille. A l'autopsie, tumeurs fibro-plastiques, l'une au-dessus du corps calleux, comprimant les hémisphères ; deux autres de la grosseur d'une noix chacune, à cheval sur un des pédoncules cérébelleux moyen.

Lorsque des objets tournent rapidement devant nos yeux, d'après Darwin et Sauvages, « le vertige vient de l'impression qu'exercent sur la rétine les objets en mouvement apparent. « La tension que les muscles de l'œil exercent pour fixer l'objet et accommoder immédiatement la vue aux distances, le mouvement même de la tête, me paraissent plus logiquement pouvoir être invoqués comme causes du phénomène. La relation suivante vient en aide à l'opinion que j'émets : MM. Aug. Olivier et Leve, en pratiquant à travers les parois du crâne de simples piqûres d'un lobe cérébelleux, ont constaté l'apparition instantanée de troubles du côté des muscles oculaires (Luys). D'un autre côté, le terme de *congestion par accommodation*, a été appliqué à certaines formes de congestion indiquant un degré déterminé d'excitation de la partie qui se congestionne (Jaccoud). Au moment de la digestion stomacale, par exemple, il y a rougeur et turgescence de la membrane interne de l'estomac. Je pense qu'on est autorisé à admettre un phénomène analogue de congestion, lorsqu'a lieu l'accommodation prise dans son vrai sens, c'est-à-dire l'accommodation de l'œil. Les éblouissements et les vertiges se produisent chez des gens qui s'obstinent à regarder avec des lunettes qui ne leur vont pas. Une personne de ma connaissance, d'ailleurs assez sujette aux vertiges, les voyait survenir quelques instants après avoir mis ses lunettes, dont le numéro n'était pas tout à fait en rapport avec sa vision.

Lésions de sécrétion. — On voit les vertiges se produire parfois dans le diabète et dans l'albuminurie. On sait que la lésion du plancher du 4e ventricule amène la présence du sucre dans les urines. Après la lésion des pédoncules cérébraux, Schiff, Longet ont vu un changement survenir dans la composition de l'urine ; d'abord alcalin, ce liquide est devenu neutre, puis acide ; de plus, il contenait de l'albumine.

Suppression ou perversion des fonctions. — Une saignée habituelle supprimée, des hémorrhoïdes qui ne fluent pas en temps opportun, l'aménorrhée, la dysménorrhée sont autant de causes de vertiges. Lallemand pense que les vertiges qu'il signale chez les tabescents, sont l'effet d'une congestion; dans son traité *des pertes séminales volontaires*, il en signale plusieurs cas. Si les excès de coït, surtout du coït après le repas, les provoquent, il est de même de la continence, témoin la curieuse observation que rapporte M. Max-Simon. Appelé par un prêtre, il le trouva au lit dans l'impossibilité d'en sortir, sous peine d'être pris de vertiges violents qui rendaient à chaque instant la chute imminente. Céphalalgie diffuse, qu'une saignée calma. Une grande agitation étant survenue, un bain fut prescrit. A peine le malade y était entré qu'il s'écria : « Mon cher docteur, je suis guéri, » puis, il hésita à achever sa confidence. « Vaincu par mes instances, dit M. Max-Simon, il me confia que, pendant que la garde et moi le portions au bain, en le tenant, l'un par les pieds, l'autre par les épaules, il avait eu une abondante pollution. »

Vers intestinaux. — M. Legendre (*Arch. générales de médecine*. t. XXIII ; a insisté sur certains accidents que le tænia peut produire, tels que les vertiges, les troubles de la vue, les lipothymies, les phénomènes convulsifs.

Après avoir soigné pendant trois mois sans succès par des dérivatifs une jeune fille de 14 ans, pour accidents de vertige, suivis parfois de convulsions, M. Neucourt administra pendant trois jours le semen contra. Vingt-quatre lombrics furent expulsés ; depuis ni vertige, ni convulsions ne reparurent.

Tumeurs. — J'ai déjà dit comment les tumeurs cancéreuses par l'anémie qu'elles occasionnent, peuvent amener des vertiges ; elles le peuvent aussi par leur volume, exerçant une compression sur des vaisseaux, et il en est de même de tout autre genre de tumeurs. Ainsi le montre l'observation du professeur Wieger, rapportée par M. Ehrman, et dont voici le résumé : N..., 40 ans, portait un goître depuis plusieurs années. En avril 1858, la tumeur commença à augmenter notablement de volume. Bientôt elle occasionna des douleurs violentes à la région précordiale, des fourmillements dans le bras droit, des douleurs dans le mollet et la jambe droite. Quelques jours après, on remarqua que la carotide droite, fortement repoussée en arrière et en dehors, battait encore, tandis que celle de gauche ne présentait plus de pulsations apparentes, non plus que les artères temporales et faciales du même côté. Paralysie des extenseurs de la jambe droite, de la face à gauche. Sensation *vertigineuse rotatoire.* Un mois après, la tumeur qui était primitivement dure, se ramollit, évolution naturelle du tissu cancéreux qui la forme, et les symptômes que j'ai signalés cessent ou s'amendent. La tumeur redevenant dure en quelques points, les accidents reparaissent ; elle se ramollit, ils cessent de nouveau ; mais la malade affaiblie succomba à une bronchopneumonie ultime.

La *grossesse* peut être considérée comme une tumeur normale et susceptible de comprimer les vaisseaux abdominaux, mais avant que cette tumeur même, n'ait pris un grand développement, dès le début, apparaissent des vertiges, dus sans doute au trouble de la circulation causé par la suppression des règles ; et, plus tard, ceux qui se présentent, en outre de la compression, sont provoqués par l'anémie qui accompagne fréquemment cet état.

6° *Causes encéphaliques.*

Ces causes comprennent toutes les lésions du crâne et de l'encéphale, autres que celles déjà décrites comme les affections des yeux ou des oreilles. J'aurais pu les rattacher à celles qui précèdent ; j'en fais une classe à part, à cause de leur action plus prochaine sur la production du vertige.

Les *fractures du crâne*, les dépressions de la voûte

crânienne agiraient pour produire l'anémie en causant une diminution de l'espace intra-crânien, et les phénomènes dits de pression dans l'apoplexie, les tumeurs, les diverses formes d'hydrocéphalie ne seraient dus, suivant Niemeyer, Traube et Leyden, qu'à cette sorte d'anémie.

Jonathan Swift, poëte anglais, contemporain de Pope, fut dès son enfance sujet à des maux de tête et à des accès de surdité, de vertige. Ce poëte fut célèbre par l'universalité de son esprit et son originalité qu'il porta en toutes choses à tel point que devenu, après un amour platonique de seize années, l'époux clandestin d'une jeune fille remarquable par son esprit et sa beauté, il continua à vivre avec elle dans la même réserve, et refusa de reconnaître publiquement leur mariage. En approchant de la vieillesse, les phénomènes précités s'accrurent, la surdité devint presque complète, les facultés intellectuelles s'affaiblirent, l'œil gauche se tuméfia. Il perdit l'usage du mouvement et de la parole, et vécut ainsi près d'un an dans un état d'atonie complet. A l'autopsie, on trouva le cerveau comprimé par un épanchement abondant de sérosité.

Les vertiges sont un des phénomènes ordinaires de l'*encéphalite*, de la *méningite*, de la *pachyméningite* aiguës ou chroniques ; de l'*hémorrhagie cérébrale*, qu'elle soit générale ou localisée en certains points.

Serres (*Anat. comp. du cerveau*) cite l'observation suivante : Une femme adulte est prise de mouvements incertains, comme ceux des individus en état d'ivresse; accidents choréiformes ; ses membres s'agitent dans son lit involontairement; délire, coma, mort. On trouve un foyer hémorrhagique au-dessous des tubercules quadrijumeaux postérieurs.

Autre fait d'un garçon de 15 ans. Il a de la céphalalgie frontale, la vision se perd à gauche, vomissements ; lorsqu'il marche, ses jambes fléchissent, il craint de tomber, une force invincible l'*entraîne à gauche*, mort subite. Hémorrhagie récente occupant surtout le lobe cérébelleux. —(Fleury, *Moniteur des Hôpitaux*, 1856.)

L'*atrophie*, l'*hypertrophie*, l'*induration* du cerveau provoquent des accidents convulsifs et épileptiformes; ces affections sont peu fréquentes. Rare aussi est le *ramollissement aigu*. Plus souvent, on voit survenir le *ramollissement chronique*, surtout chez les vieillards ; ils ont alors généralement une céphalalgie frontale *fixe* avec vertiges et étourdissements passagers.

L'*oblitération des artères* du crâne par des processus pathologiques *athéromateux*, les *embolies*, les *thromboses*, la compression des capillaires par des *exsudats*, des *tubercules*, des *abcès*, des *tumeurs* sont autant de causes de vertiges. « Parmi les lésions qui donnent lieu à des vertiges opiniâtres et persistants, dit M. Neucourt, on doit citer les tumeurs de quelque nature qu'elles soient, qui se développent à l'intérieur du crâne. »

Abercrombie (*des Maladies de l'encéphale*) donne plusieurs observations relatives à ce sujet. Dans l'une d'elles, il attribue les étourdissements à deux petits anévrysmes des carotides situés sur les côtés de la selle turcique.

Le *Mémoire sur les paralysies alternes* de Gubler,

renferme une observation recueillie par M. Forget. de Strasbourg, dans laquelle les vertiges sont évidemment dus à un abcès du volume d'une petite olive, siegeant au niveau de la région postérieure droite de la protubérance.

Une femme de 31 ans, citée par Jobert (*Etudes sur le système nerveux*), présentait les phénomènes suivants : douleurs occipitales vives, marche mal assurée, vue affaiblie, parfois des vomissements; hyperesthésie à droite, puis à gauche; puis à droite hémiplégie, *entraînement du côté droit* ; la jambe gauche se paralyse à son tour. Tumeur du volume d'un œuf comprimant le lobe gauche du cervelet, et s'étendant dans le quatrième ventricule.

Observation de Bayle 1856. Homme de 33 ans. Depuis longtemps douleurs de tête, lancinantes; depuis six mois éblouissements, vertiges, démarche chancelante analogue à celle d'un homme ivre. Tumeur du volume d'une noix dans le lobe cérébelleux droit.

Le docteur Belhomme (*Troisième mémoire sur la localisation des fonctions cérébrales*) donne l'observation d'un malade qui roulait le plus souvent vers la droite et chez lequel une exostose comprimait surtout le pédoncule gauche.

Le malade de M. Serre (*Anat. comp. du cerveau*) tournait, au contraire sur lui-même de droite à gauche ; c'était le pédoncule droit qui était lésé.

Une femme de 52 ans, s'étant présentée à la consultation d'un de nos grands hôpitaux, dit M. Max-Simon, ne fut pas reçue parce qu'on la crut ivre. Admise ailleurs, et ayant succombé, on trouva à l'autopsie des tumeurs gommeuses de la protubérance et du cervelet.

M. Andral, sur quatre-vingt-treize cas de maladies du cervelet, a vu qu'une fois seulement il y avait tentance au recul, une autre fois défaut de coordination des mouvements. Les faits pathologiques semblent en désaccord avec les vivisections; cela dépend, sans doute, de ce que les lésions se sont *lentement* formées, et dès lors sans produire d'effets physiologiques positifs.

7° *Diathèses.*

Syphilitique. — Le moment d'apparition des exsudations syphilitiques, dit M. Luys, soit dans les méninges, soit dans l'épaisseur des tissus nerveux, est en général accompagné d'un appareil congestif très-accentué.

Astruc (*de Morbo venereo*) signale le vertige vénérien. Sauvages, également dans sa *Nosologia méthodica.* M. le docteur Yvaren (*Métamorphoses de la syphilis*) en donne une observation. Enfin, M. Zambaco, dans son *Traité des maladies nerveuses syphilitiques*, en cite plusieurs exemples :

B..., entré le 19 octobre 1858 au Midi, service de M. Ricord, eut un chancre il y a trois mois, pour lequel il ne fit pas de traitement interne. Deux mois après l'apparition du chancre, il commença à ressentir des maux de tête, des étourdissements, des vertiges. Depuis un mois il éprouve des palpitations cardiaques. Roséole, adénopathie, plaques muqueuses. Traitement mercuriel. Il sort guéri au commencement de janvier.

Le 20 novembre 1850. X..., âgé de 35 ans, entre à

Lourcine. Il y a onze ans, en 1839, il eut deux chancres indurés. Le traitement mercuriel fut interrompu à cause de la salivation et d'une maladie intercurrente. La santé resta bonne jusqu'en 1845; mais alors survinrent des bourdonnements d'oreilles et des éblouissements qui furent combattus sans succès par les sangsues. L'iodure de potassium produisit une amélioration sensible, les symptômes disparurent quelque temps. En janvier 1851, il se présente à Lourcine, éprouvant les mêmes accidents, et de temps en temps un tournoiement de tête dans lequel il lui semble qu'il est emporté par un tourbillon toujours en arrière ; il a en même temps une appréhension vive de tomber qui lui fait rechercher un appui. Traitement ioduré, vésicatoire à la nuque. Il sort en mars 1851, dans un excellent état de santé (Zambaco).

Rhumatismale. — Franck signale le vertige arthritique grave, dit-il, et ordinairement périodique. Ce vertige a été indiqué par Musgrave, Stoll, Bang, Barthez.

M. le docteur Soret a publié, en 1857, quelques cas de vertige rhumatismal chez des individus qui avaient offert antérieurement des douleurs musculaires de cette nature. Plusieurs fois le vertige a cessé avec l'apparition de ces douleurs.

M. Blondeau cite à la même époque une observation remarquable : M. P. qui avait eu différents accès de goutte, étant allé à la chasse raconte qu'il se sentit poussé par une force à laquelle il ne pouvait résister, qui le sollicitait à courir en avant et vers la droite, c'est ainsi qu'arrivé près de la rivière, heureusement peu profonde, qui traverse sa propriété, il dut la traverser; il fut aperçu alors par ses ouvriers qui le reconduirent chez lui ; il avait parfaitement conscience de ce qui se passait.

« Vidi hominem, dit Van Swieten, qui molestis-
« simum hoc symptoma passus fuit per biennium ;
« dum sederet tranquillus, nihil percipiebat mali ; sed
« simul ac surgens erecto stabat corpore, mox verti-
« gine corripiebatur et cadebat. A peritissimis medicis
« tentata fuerunt plurima absque ullo successu. Ino
« pinato podagræ paroxymus corripit hominem, qui
« nunquam hoc morbo laboraverat, liber fuit omnino a
« molestissimâ vertigine. » (*Com. in Boerh. aph.*)

8° *Névroses.*

La *migraine* est une des névroses où le vertige se présente fréquemment. Ses causes principales sont : les troubles de la digestion, la constipation, les fatigues de la vue, les excès de travail, l'anémie, toutes causes de congestions actives ou passives. La migraine, par certains auteurs, a été attribuée à une constriction spasmodique des vaisseaux du cou (Sée). Une des formes de la migraine est due à une névrose de l'iris (Piorry) ; or, d'après Flourens, aux tubercules quadrujumaux appartient le principe des contractions de l'iris.

Dans la *syncope*, il y a ralentissement et cessation complète ou à peu près des mouvements du cœur. Cet accident s'annonce d'ordinaire par des vertiges, des tintements d'oreilles, éblouissements, nausées, et des efforts de vomissements.

Le *spasme des vaisssaux*, en retrécissant leur calibre, peut occasionner une anémie cérébrale. Sous l'influence d'une simple émotion, l'individu pâlit, a des éblouissements , des vertiges, tombe en syncope. Sous l'influence d'une émotion, les uns deviennent rouges, d'autres pâles, d'autres rougissent et pâlissent tour à tour. Il n'est pas étonnant que le moral, qui peut amener de si graves désordres physiques, comme l'a montré Cerise, amène ces troubles de la circulation.

Le *tétanos* est précédé quelquefois de vertiges. D'après Griesenger, Leyden, Jaccoud, la calorification et la circulation sont troublées dès les premières phases de la maladie.

On retrouve les vertiges dans les prodromes de l'*hystérie* avec des pesanteurs de tête, des troubles de la vue, des tintements d'oreilles, des palpitations. Parmi les causes somatiques l'anémie est la plus générale. Les désordres des vaso-moteurs, dit M. Ramonet (Thèse de Strasb., 1867), se révèlent par des oscillations irrégulières de la distribution du sang, la rougeur et la pâleur alternatives.

L'une des plus graves névroses est l'*épilepsie*. Je me suis prononcé sur la nature du vertige qu'elle comporte. Le *nodus epilepticus* suivant Tenner, Kusmann, Axenfeld, est dans le bulbe rachidien. Parmi les causes, ce dernier auteur cite l'hyperémie, le ramollissement, les tubercules du bulbe, les intoxications, la pléthore, la chloro-anémie : « La *suspension des opérations cérébrales*, l'existence de *convulsions générales et symétriques*, comme les convulsions bulbaires, dit M. Jaccoud, sont les deux phénomènes les plus caractéristiques de l'épilepsie complète. Une hyperémie subite des lobes cérébraux est la condition génératrice du premier de ces symptômes ; une excitation anormale du mesocéphale est le point de départ du second.» Marchall-Hall a fait voir la ressemblance des convulsions dues à l'épilepsie et à la strangulation. Lorsqu'on lie la carotide, en comprimant la vertébrale, des attaques épileptiques ont lieu.

Après que les attaques d'épilepsie ont cessé, il peut rester une disposition fâcheuse au vertige. Ex. : J. César. On rapporte, dit M. Dubois, d'Amiens (Acad. de méd., 1868), que, déjà à l'époque où il commandait les armées, il avait été atteint, à deux reprises différentes, d'attaques d'épilepsie, en Espagne et en Afrique. Depuis il éprouvait des vertiges. Or, les historiens s'accordent à dire que ce qui mit le comble à l'indignation du Sénat et du peuple romain contre César, c'est qu'au moment où le Sénat venait, dans le temple de Vénus, de lui conférer de nouveaux honneurs, il ne daigna même pas se lever. César, pour calmer les esprits, se serait excusé sur sa maladie, c'est-à-dire ces vertiges qui ôtent, dit Plutarque, à ceux qui en sont attaqués l'usage de leurs sens, surtout quand ils parlent debout devant une grande assemblée.

La valeur pronostique du vertige est liée à la gravité de la maladie qui l'accompagne, et la forme d'épilepsie qu'il caractérise, pour avoir ces attaques légères, n'en est pas moins bien grave car l'*aliénation mentale* est dans ces cas plus fréquente que dans les autres variétés de cette terrible maladie.» (Béhier, *Pathologie générale.*)

« Les congestions, dit Esquirol, sont de tout temps, parce qu'elles dépendent de l'organisme et de l'imagination. Elles compliquent toutes les aliénations mentales. » Il n'est donc pas étonnant de rencontrer fréquemment le vertige dans l'*aliénation mentale*.

DU VERTIGE ESSENTIEL ET DU VERTIGE NERVEUX

Broussais a nié les névroses en tant que maladies. Dans la pensée de M. Beau, elles proviennent de dyspepsies qui troublent la nutrition. M. Landry, n'admet pas les névroses autrement que comme symptômes ; on doit toujours, selon lui, trouver le plasma de la névrose, l'état morbide dont elle n'est qu'une manifestation. Je partage cette manière de voir, et quant au vertige j'admets qu'il n'est jamais que l'expression d'un état morbide qu'il faut déterminer, ce que je me suis efforcé de faire

Nous avons pu voir, du reste, en passant en revue quelques névroses que les auteurs travaillent de plus à rechercher la lésion qui les produit. Le nervosisme lui-même, ce qu'il y a de plus indéterminé dans les névroses, sort des limbes, où l'avait laissé l'essentialité, pour se rattacher à une condition matérielle saisissable. « En résumé, dit Bouchut, bien que les nombreuses causes du nervosisme aigu ou chronique soient variées dans leur nature et en apparence très-différentes les unes des autres, elles se tiennent toutes par un lien commun qui est la diminution de *qualité* ou de *quantité* de la masse totale du sang et l'abaissement de l'un ou l'autre de ses éléments, surtout en globules. »

Monneret admet un vertige idiopathique et dans cette classe range le vertige nautique. M. Neucourt décrit sous le nom de vertige nerveux celui qui provient de l'oscillation d'une balançoire, l'ascension sur des lieux élevés. M. Max Simon, qui a fait un long mémoire sur le vertige nerveux, place dans cette catégorie celui qui se produit sous l'influence de la valse, ou plus simplement de la rotation sur soi-même, l'ascension sur un lieu élevé, etc. Nous avons vu précédemment à quelles causes réelles on peut, dans ces cas, rattacher le vertige. Quant à l'observation de Mme Lahire, que M. Max Simon donne comme le spécimen irréfutable du vertige nerveux, le vertige est dû manifestement à des accidents de constipation chez une personne dont la menstruation s'est établie avec difficulté, sujette à des migraines et certainement anémique. En effet, pour se soulager, c'est-à-dire pour combattre instinctivement l'anémie cérébrale, cette dame se place sur son lit « à genoux, le corps penché en avant et la tête enfoncée dans l'oreiller. » Et il est si évident que la constipation met obstacle au cours du sang que « quelques lavements et quelques pilules purgatives, dit M. Max Simon lui-même, avaient sur la manifestation des vertiges la meilleure influence. »

Les centres nerveux et les nerfs n'agissent que d'après l'impression qu'ils reçoivent ou qu'ils transmettent. Ces organes ou appareils ont nécessairement besoin d'être impressionnés par des objets autres qu'eux-mêmes pour témoigner de leur existence. Si on entend par névrose idiopathique, celle qui a trait à une altération des centres nerveux, je le veux bien, mais encore faut-il en dehors de cette altération qui modifie leur impressionnabilité, une incitation, et, que cette incitation soit variable dans son intensité ou intermittente dans son action, car le signe caractéristique de toute névrose est l'intermittence. Il me paraît démontré par les faits pathologiques que l'organe incitateur du vertige, c'est le raptus sanguin agissant directement par son arrivée ou son départ plus ou moins rapides sur les parties de l'encéphale dont la lésion physiologique expérimentale produit des accidents analogues au vertige. Il n'y a pas de vertige idiopathique absolu ; il n'y a pas de vertige nerveux proprement dit ; en un mot il n'y a pas de vertige essentiel.

On a pu juger de l'importance du symptôme vertige, et cependant il est encore des traités de pathologie générale qui ne lui donnent aucune part dans leurs pages ou se contentent de lui accorder quelques lignes en passant.

CONCLUSIONS.

1° Le vertige a son siége dans l'encéphale ; il peut affecter plus spécialement l'une de ses parties, telle que le cervelet, les pédoncules cérébelleux, moyens et inférieurs, la protubérance annulaire ou pont de Varole, les pédoncules cérébraux, les couches optiques, les canaux semi-circulaires, pour produire les mouvements ou sensations de mouvement qui en sont les *phénomènes constitutifs*.

2° Les rapports de ces parties entre elles et avec l'origine des nerfs trifacial, optique, auditif, pneumogastrique, et l'étude de la vascularisation, celle de l'œil notamment, nous font aisément saisir la production des *phénomènes secondaires* du vertige, telles que la céphalalgie, les éblouissements, les obnubilations, les étourdissements, les tintements d'oreille, les nausées, les vomissements.

3° Toutes les *causes indirectes* du vertige comprennent un trouble plus ou moins général de la circulation, et, finalement, le vertige a pour *cause directe*, localement incitatrice, un trouble subit de la circulation cérébrale, soit par congestion ou anémie, soit par accélération ou ralentissement du cours du sang, un influx ou reflux précipité.

4° Les incitations dues au trouble de la circulation cérébrale peuvent être *bilatérales* ou *unilatérales*. Les premières donnent lieu aux mouvements et sensations de mouvement, soit en avant, soit en arrière, à moins que l'incitation de l'un des côtés ne prédomine sur l'autre; les secondes provoquent les mouvements et sensations de mouvements giratoires et transversaux.

5° Une des causes les plus fréquentes de l'incitation *unilatérale* est certainement l'*asymétrie* des vaisseaux du cou, sur les effets de laquelle j'ai appelé l'attention, en tenant compte du trouble de la circulation et des conditions prédisposantes qui peuvent être dues aux variations de calibre des anastomoses du cercle de Willis.

DÉFINITION.

Le vertige est un symptôme qui consite en un mouvement involontaire, ou une sensation de mouvement, soit en avant, soit en arrière, sur le côté, ou en gyration, et qui est dû à un trouble subit de la circulation cérébrale.

Ce symptôme s'accompagne d'ordinaire d'un ou de plusieurs autres phénomènes. Les principaux sont les suivants : pesanteur de tête, céphalalgie, éblouissements, obnubilations, étourdissements, tintement d'oreilles, nausées, vomissements, appréhensions de tomber et chute.

A. Parent, imprimeur de la Faculté de Médecine, rue Mr le Prince, 31.

www.ingramcontent.com/pod-product-compliance
Ingram Content Group UK Ltd.
Pitfield, Milton Keynes, MK11 3LW, UK
UKHW020431230726
13925UKWH00004B/1687

9 782014 038040